ESSAI SUR
L'HYGIÈNE & LA PATHOLOGIE
DE
L'ANNAM & DU TONG-KIN

PAR

LE DOCTEUR JEAN-MARIE COLLOMB

MÉDECIN DE LA MARINE

LYON

IMPRIMERIE LUCIEN DUC & FRANCIS DEMAISON

101, Grande Rue de la Guillotière, 101

1883

HYGIÈNE ET PATHOLOGIE

DE

'ANNAM ET DU TONG-KIN

LYON — IMPRIMERIE DE LA PROVINCE

101, Grande rue de la Guillotière, 101

ESSAI SUR

L'HYGIÈNE & LA PATHOLOGIE

DE

L'ANNAM & DU TONG-KIN

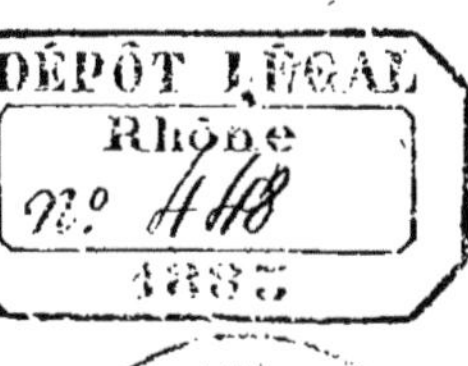

PAR

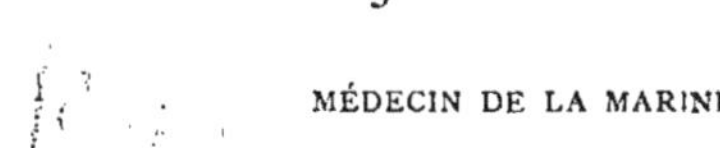

LE DOCTEUR JEAN-MARIE COLLOMB

MÉDECIN DE LA MARINE

LYON

IMPRIMERIE LUCIEN DUC & FRANCIS DEMAISON

101, Grande Rue de la Guillotière, 101

1883

INTRODUCTION

L'étude que j'essaye de présenter aujourd'hui est basée sur les notes que j'ai prises pendant un séjour de près de six ans dans la presqu'île Indo-Chinoise.

Laissant de côté la Cochinchine, que les travaux des médecins de la marine ont si bien fait connaitre, je dirai ce que j'ai vu et appris pendant mon séjour en Annam et au Tong-Kin. Je m'occuperai plus spécialement du poste de Qui-nhon, (1) dans lequel une résidence de six mois m'a permis de recueillir des renseignements curieux et importants. L'Annam et le Tong-Kin étaient restés, jusqu'à ces dernières années, des pays fermés au commerce européen. Le traité de 1874 permit à la France d'y occuper différents postes. Les derniers événements font prévoir que bientôt ces pays deviendront notre propriété. Je crois que la question spéciale dont j'ai l'intention de m'occuper mérite

(1) Qui-nhon, port ouvert au commerce français sur la côte d'Annam par 107° de longitude à l'Est du méridien de Paris, et 14° de latitude Nord (zone torride).

en ce moment une attention toute particulière de la part du médecin et de l'hygiéniste, et je serai trop heureux d'avoir pu contribuer dans une part, quelque minime qu'elle soit, au développement de notre domaine colonial, tant au point de vue physique qu'au point de vue moral et scientifique.

Dans cette étude, je me propose de suivre la marche suivante :

1° Hygiène générale. — Conditions hygiéniques générales indépendantes et étrangères à l'individu.

2° Hygiène publique et privée. — Conditions hygiéniques générales dépendantes de l'individu.

3° Maladies des Indigènes.

4° Maladies des Européens.

PREMIÈRE PARTIE

HYGIÈNE

CHAPITRE PREMIER

HYGIÈNE GÉNÉRALE

CONDITIONS HYGIÉNIQUES GÉNÉRALES INDÉPENDANTES ET ÉTRANGÈRES A L'INDIVIDU

« *Tout le royaume d'Annam s'étend vers le nord, depuis le 12e degré, jusqu'au 23e inclusivement : en sorte que tout ce qui est contenu depuis le 12e degré jusqu'au 17e, appartient à l'Annam proprement dit, le reste au Tong-Kin ; néanmoins avec cette différence qu'y font les habitants du pays, qui comparent le Tong-Kin à une robe, et l'Annam à la ceinture: à cause que le Tong-Kin est comme déployé dans une assiette égale et unie, et de figure carrée; et l'Annam tellement resserré dans une enceinte de montagnes, qu'à peine trouve-t-on 21 lieues françaises à l'endroit le plus étrecy, qui prend depui, le rivage jusqu'aux montagnes, habitées de peuples sauvages; quoique dans la plus grande étendue, qui est du midi vers le nord, il contienne environ 146 lieues françaises.*

« *Bref, pour conclure, il a pour confins certains: au Nord le royaume de la Chine et les montagnes qui la séparent; au Midi le royaume de Ciampa (Basse-Cochinchine); au Levant, partie de la mer de Chine (que les Portugais appellent le golfe d'Ainan) qui le lave de ce côté-là; du Ponant, il regarde en partie le royaume de Laos, duquel il est séparé par une vaste solitude: de l'autre partie, il est borné des montagnes habitées par les Sauvages.* » (Histoire du Royaume de Tonquin par le R. P. Alexandre de Rhodes — Lyon 1651.)

Cette description, quoique bien ancienne, est encore exacte aujourd'hui.

Du plateau du Thibet, dans le Yunnan, se détache une chaîne de montagnes qui court vers le Sud en se rapprochant de la mer et qui, après avoir séparé le Tong-Kin du royaume de Luang Prabang, vient circonscrire cette étroite bande de terre qui constitue le royaume d'Annam.

Le Tong-Kin est arrosé par un grand fleuve le Song-Khoi, ou Fleuve Rouge qui se jette à la mer par de nombreuses embouchures, larges mais peu profondes. De l'Ouest à l'Est, le royaume d'Annam est traversé par des rivières peu importantes.

Configuration du sol. — En Annam et au Tong-Kin, dans toutes les régions voisines de la mer, et surtout dans le delta du Fleuve Rouge, les terres inondées à chaque marée sont basses et d'une grande fertilité ; elles constituent la zône des rizières, habitée par l'impaludisme. A mesure qu'on s'élève vers le Nord-Est, le terrain s'exhausse peu à peu ; on rencontre d'abord des plateaux peu élevés, limités par de longues ondulations de terrain, puis, en approchant des montagnes, les plateaux s'étendent, deviennent plus riches en cultures variées ; enfin, près de la chaîne, et recouvrant les montagnes, de vastes forêts, à peine exploitées, forment cette région habitée par les Sauvages. La partie haute, zône des plateaux, permet à l'indigène de venir fuir les miasmes paludéens ; elle peut être considérée comme la plus saine et la plus habitable.

Ethnographie. — La race annamite est une race dégénérée ; à peine trouve-t-on sur les hauts plateaux que traverse le Fleuve Rouge, des individus de race mongole pure ou presque pure.

Près de Qui-nhon, on rencontre une race noire, à cheveux demi-crépus ; ces individus auxquels on a donné le nom générique de Bahnars vivent à l'état sauvage dans les forêts de la frontière Ouest, et s'occupent de chasse et de pêche. Ils n'ont aucune notion d'agriculture et les femmes se bornent, après avoir incendié un coin de forêt, à semer dans la cendre refroidie le riz et le maïs, qui forment la base de leur nourriture.

Les Annamites n'ont pas la forte constitution de ces Sauvages. Leur caractère diffère complètement. « Paresseux et indifférents en religion comme en politique, ils ne manquent pas cependant d'une certaine intelligence. Essentiellement cultivateurs et ne demandant à la terre que le strict nécessaire, ils ont perdu toute initiative nationale...

« Ils ont laissé s'établir chez eux de nombreuses colonies chinoises. La communauté de religion et d'usage a amené de fréquents croisements entre les deux peuples : ces métis sont connus sous le nom de Minh-Huongs. » (Dictionnaire des sciences médicales, art. Cochinchine).

Tempérament. — La constitution de l'Annamite est sinon absolument débile, du moins très faible. Il n'a pas la solidité de structure anatomique, le degré de force physique ni la résistance aux causes de maladie qui distinguent le sauvage Bahnar. Les tempéraments nerveux, lymphatiques et bilieux y dominent ; on y trouve très-rarement le tempérament sanguin. On remarque dans toute la race annamite l'atonie de tous les organes et une tendance prononcée à l'anémie. Les maladies ont plus de prise et sévissent de préférence sur cette race affaiblie et débilitée ; elles tendent à prendre le type chronique et sont plus rebelles et plus difficiles à faire disparaître.

Densité de la population. — On peut évaluer à environ 5.000 000 d'individus la population totale de l'Annam et du Tong-Kin ; ce qui, vu la superficie totale du pays, qui est de 1 125 000 hectares, donne environ 4 à 5 habitants par hectare.

Sexes. — La prédominance du sexe masculin est un fait noté depuis longtemps ; la moyenne de nos recherches sur cette question est de 72 femmes pour 100 hommes. La menstruation se fait relativement assez tard dans la race annamite, contrairement à ce qui a lieu chez les Hindoues, où elle commence à 12 ou 13 ans. La femme annamite se marie jeune, de 16 à 18 ans.

Température. — La température moyenne, d'après les renseignements que j'ai recueillis moi-même, et d'après les tables dressées par des médecins de la marine, se trouve résumée dans le tableau ci-joint :

MOIS	TEMPÉRATURE		
	Maxima	Minima	Moyenne
Janvier . . .	+ 26°	+ 7°	+ 16,5
Février . . .	+ 29°	+ 8°	+ 18,5
Mars	+ 31°	+ 10°	+ 20,5
Avril. . . .	+ 33°	+ 15°	+ 24
Mai	+ 35°	+ 20°	+ 27,5
Juin	+ 37°	+ 24°	+ 30,5
Juillet . . .	+ 41°	+ 24°	+ 32,5
Août	+ 39°	+ 24°	+ 31,5
Septembre . .	+ 36°	+ 21°	+ 28,5
Octobre . . .	+ 31°	+ 17°	+ 24
Novembre . .	+ 31°	+ 12°	+ 21,5
Décembre . .	+ 26°	+ 7°	+ 16,5

soit une moyenne annuelle de + 24,33 ; pour les mois d'hiver une moyenne de 19,6, et pour l'été une moyenne de 29,08. Les observations dont je viens de donner un résumé sous forme de tableau ont été prises le matin à 6 heures et à 10 h. et le soir à 4 heures et à 9. Du lever du soleil à 2 h. de l'après-midi, le thermomètre monte de 7 à 8 degrés ; cette ascension est assez brusque ; la descente, au contraire, se fait beaucoup plus lentement et le minima ne s'établit guère qu'après minuit, vers 2 ou 3 heures du matin.

Sous l'influence de cette température élevée, la circulation s'accélère, la peau ne tarde pas à se couvrir d'une sueur abondante ; la respiration devient plus fréquente ; les sécrétions intestinales sont diminuées, et l'estomac, devenu paresseux, a besoin pour stimuler ses fonctions, d'aliments et de liquides excitants.

N'est-ce pas dans cette abondance de la transpiration cutanée qu'il faut rechercher la cause de la faiblesse musculaire des indigènes, et de l'anémie rapide qui atteint les Européens qui séjournent dans ces climats torrides ? Attribuer les maladies aiguës et chroniques du foie à la seule influence de la température nous paraît une exagération ; sans doute elle est pour quelque chose dans la pathogénie de ces affections, mais combien sont plus actifs les effets de l'impaludisme sur une constitution affaiblie et débilitée par un séjour dans ces régions où les rizières occupent une si vaste surface.

Lumière. — Je ne fais que signaler en passant l'action sur les yeux d'une lumière trop vive, cause souvent citée d'ophthalmies graves, d'amauroses et souvent d'accidents cérébraux, mais dans cette étude il ne faut pas séparer l'action des rayons lumineux de celle des rayons calorifiques, et je dois citer le coup de chaleur (heat apoplexy).

Pression barométrique. — La hauteur moyenne donnée par le baromètre, est, pour le poste de Qui-nhon, de 756 mm. Les oscillations diurnes et nocturnes sont peu sensibles et varient à peine de 2 à 3 mm. ; pourtant dans la soirée du 4 décembre 1881, veille d'un typhon qui détruisit une partie de la concession française et du village annamite, le mercure est descendu à 749 mm.

Saisons-Vents. — Dans la mer de Chine, comme dans l'Océan indien, des vents périodiques, au nombre de deux, appelés moussons, se partagent l'année, et établissent deux saisons.

La mousson de Nord-Est commence en novembre et finit en février. Elle coïncide avec la saison fraîche qu'elle forme pour ainsi dire. Avec elle les pluies ne tardent pas à arriver, contrairement à ce qui se passe en Basse-Cochinchine où les pluies ont lieu pendant l'autre mousson.

La mousson de Sud-Ouest, qui souffle d'avril à la fin du mois de septembre, coïncide avec la saison la plus chaude; c'est sous l'influence de ce vent chaud et sec que l'on voit se développer les épidémies de choléra qui font chaque année tant de victimes; la terre se dessèche rapidement; il semble que l'on respire un air de feu. Quand on se trouve exposé à son influence, la peau devient sèche et rugueuse, la soif ardente, la respiration accélérée.

Orages-Electricité. — Aux mois de mars et d'octobre, c'est-à-dire au moment du changement des moussons, il survient souvent des orages particuliers auxquels on a donné le nom de cyclones ou de typhons. Produits par la rencontre de deux courants aériens de sens opposé, ils se réduisent tantôt à de petites proportions (tornades), tantôt ils s'abattent sur ces régions, détruisant tout sur leur passage, ainsi que cela s'est vu à Hanoï au mois de novembre 1880, et à Qui-nhon le 5 décembre de la même année.

Pendant ces mêmes mois de l'année et pendant toute la durée de la saison des pluies, de nombreux orages développent des phénomènes d'électricité que l'on reconnaît, d'une façon très sensible, au moyen du papier ozonométrique. Les effets de ces temps orageux sur l'organisme sont incontestables; les individus sains et bien portants ressentent eux-mêmes un malaise difficile à exprimer. La foudre tombe rarement, et je n'ai jamais entendu parler de personnes ou d'animaux tués par elle.

Pluies, humidité. — Les pluies, qui commencent au mois d'octobre et finissent en février, amènent des inondations périodiques, qui présentent le caractère suivant: elles surviennent très rapidement et en moins de huit jours, recouvrent tous les champs de rizières, coupent les communications. Puis, au bout de quelque temps, elles diminuent un peu, et restent alors stationnaires jusqu'au commencement de la saison chaude. C'est le moment où l'on sème et repique le riz.

La quantité d'eau tombée est considérable, bien supérieure à celle qui tombe en France et même dans l'Inde. Elle est variable avec les années et elle entretient un état de fraîcheur de l'atmosphère que le thermomètre enregistre.

Constitution du sol, hydrologie. — Les quelques détails géographiques que j'ai donnés sur ces contrées indiquent déjà en partie la composition du sol. Les terrains situés près de la mer sont formés par des alluvions et par des vases limoneuses dans le delta du Fleuve Rouge. Les plateaux sont « composés d'un fer limoneux formant la couche profonde sur laquelle on trouve du sable, que les eaux ont recouvert, dans les parties basses, d'argile et d'humus. Les montagnes qui forment la frontière ouest de l'Annam sont entièrement constituées de granite et de syenite. » (Dictionnaire des Sciences médicales, art. Cochinchine).

Le Tong-Kin et l'Annam sont riches en mines de houille; le fer y est exploité sur une grande échelle; les montagnes de Tourane et de Hué sont renommées pour leurs mines de plomb argentifère.

Au mois de février, le sol, encore humide des dernières pluies, commence à se dessécher; il prend peu à peu un aspect nouveau : la couche aqueuse souterraine s'abaisse.

Altérations de l'air par les effluves. — Les inondations qui ont couvert le pays pendant la saison des pluies ont laissé à la surface du sol une grande quantité d'eau qui ne trouve pas un écoulement naturel; des marais, des étangs se sont formés. Cette eau a servi en même temps à la culture des rizières qui occupent une surface considérable. Ces étangs, ces marais, ces rizières contiennent en quantité des débris végétaux et animaux. Si maintenant la chaleur solaire vient faire évaporer cette eau et dessécher les marais, nul doute que des effluves dangereux et nocifs ne viennent à éclore. Là se trouve l'explication de la faible constitution, du tempérament lymphatico-nerveux de l'Annamite et surtout sa facile impression par le paludisme. Les expériences de Salisbury ont prouvé que le principe nuisible de ces effluves était une palmella. Je ne mets pas en doute le résultat de ces travaux, mais je me bornerai à citer comme causes favorisant l'éclosion des effluves marécageux, la haute température, la constitution du sol, et surtout ce mélange des eaux de mer et des eaux douces qui se fait sur une si grande échelle dans le delta du Fleuve Rouge et sur tout le littoral de l'Annam.

Altérations de l'air par des miasmes. — Les miasmes prennent naissance des émanations provenant des matières animales en décomposition. La transpiration cutanée abondante, les conditions particulières des inhumations, dont je parlerai plus loin, la présence d'humidité sont autant de causes de développement pour les miasmes. Les débris animaux, au lieu d'être enterrés, sont jetés au hasard, et viennent augmenter les conditions favorables à cette éclosion. De là à expliquer la grande fréquence des épidémies de choléra, il n'y a qu'un pas à faire.

Altérations de l'air par des principes nouveaux et chimiques. — Si, dans ces contrées, de grandes usines ne viennent pas jeter dans l'atmosphère des gaz irrespirables et nuisibles, il faut pourtant dire que la présence de gaz dangereux a déjà plusieurs fois été reconnue. Volta nous a appris, par une expérience restée célèbre, que le gaz hydrogène carboné se dégage des marais ; il est donc inutile d'insister sur sa présence dans l'air. Je signalerai pourtant en passant les fours où l'on prépare la chaux en calcinant des coquillages recueillis sur les bords de la mer, à peine desséchés, et contenant encore des matières animales. Ces fours donnent lieu à un abondant dégagement d'acide carbonique et de gaz hydrogène carboné.

L'absence de cimetières, les inhumations peu profondes, les cadavres des animaux abandonnés et se décomposant à l'air libre donnent l'explication de la production d'une assez grande quantité de gaz hydrogène phosphoré.

Enfin la présence de gaz hydrogène sulfuré, mêlé à de l'acide carbonique et à du carbonate d'ammoniaque s'explique par la vicieuse disposition des fosses d'aisance, la décomposition des matières animales mêlées aux matières végétales.

Flore et faune. — La végétation est celle de tous les pays tropicaux. Au milieu de la saison sèche, tout parait triste et mort ; mais à peine les premières pluies ont-elles impregné le sol que l'on voit sortir de terre, comme par enchantement, des milliers de plantes variées. Le riz est cultivé dans les terres basses et inondées : il forme la principale richesse du pays. Les rizières couvrent plus des deux tiers du royaume d'Annam. Dans les montagnes et sur les hauts plateaux, on sème le riz hâtif dont les qualités nutritives sont un peu inférieures à celles du riz des provinces basses. Le maïs, les arachides, la canne à sucre sont des cultures de haute terre ; le tabac, la patate douce, l'igname s'accommodent de terrains un peu moins humides. Le mûrier a acquis droit de cité dans toutes ces régions.

Je cite encore les cycas qui donnent la fécule sagou (Qui-nhon), le potiron, la pastèque, la tomate, l'aubergine ; les arbres fruitiers, le bananier, le jacquier, le manguier, le pommier cannelle, le corossolier, le tamarinier. Les essences forestières sont nombreuses, et appartiennent en grande partie à la famille des Diptérocarpées. On y cultive le coton et l'indigo, le curcuma et le rocouyer. Les plantes médicinales, en grande quantité, constituent le fond de la thérapeutique annamite.

La faune est excessivement riche : dans les forêts, l'éléphant, le tigre, le rhinocéros ; les singes quadrumanes, macaques ; dans les clairières, les cerfs, chevreuils, et les lièvres. Parmi les animaux domestiques, je cite le buffle, le cheval, le bœuf, le porc, le chien, la chèvre. La caille, la perdrix, le paon, le faisan nichent dans les bois et clairières, les canards, les sarcelles, la cigogne marabout, la grue antigone habitent les étangs et les marais de tourbe. Les poules, les pigeons vivent à l'état de domesticité. Les reptiles, en nombre prodigieux, ne renferment pas d'espèces venimeuses. Le cobra capel signalé en Cochinchine, en 1876, n'est autre que le tropidonotus macrophtalmus, et n'est pas venimeux (1). Les sauriens s'y rencontrent souvent : crocodiles, lézards, iguanes. Les poissons sont l'objet d'un commerce étendu. Aplatis et sechés au soleil, ils sont empilés dans des barils et expédiés en Chine. Préparés à la saumure, ils fournissent le nuocmam avec lequel les Annamites et les Chinois assaisonnent leur nourriture. Sur les côtes d'Annam, on rencontre deux espèces de poissons vénéneux ; dans la baie de Tourane, à bord du Vashi, j'ai soigné deux soldats qui furent très malades pour avoir mangé, malgré les conseils d'un cuisinier annamite, de ces poissons.

---

(1) Gunther, *les serpents de l'Inde* 1880.

CHAPITRE II

HYGIÈNE PUBLIQUE ET PRIVÉE

CONDITIONS HYGIÉNIQUES GÉNÉRALES DÉPENDANTES DE L'INDIVIDU

A. Villes, habitations. — A proprement parler, les villes annamites se composent de deux ou trois rues bordées d'habitations ; elles sont situées dans le voisinage d'une citadelle, sur les bords d'une route de grande communication, ou même sur un cours d'eau. La population s'est agglomérée dans certains centres où se tenaient des marchés importants, sans envisager si la position était plus ou moins favorable au point de vue hygiénique. Ces villes, ou plutôt ces grands villages sont reliés entre eux par des voies de communication dont on ne peut se faire une idée en France. On trouve, à quelques kilomètres de Qui-nhon, les vestiges d'une ancienne route qui, partant de Saïgon, traversait l'Annam tout entier, passait à Hué et se prolongeait jusqu'à Hanoï. Sur beaucoup de points, cette route n'est pas entretenue ; les ponts qui existaient sont tombés et ne sont plus remplacés que par une modeste passerelle : Pendant la saison des pluies, elle est souvent recouverte par l'inondation et disparait dans un vaste marécage. Cette description d'une route royale s'applique à toutes les autres voies de communication ; en beaucoup d'endroits, ces routes elles-mêmes manquent, et on ne peut communiquer entre deux villages qu'en suivant la crête des talus de rizière.

« Les habitations sont en général de simples hangars formés par la réunion d'un certain nombre de fermes en bois, portant une toiture de feuilles de palmier d'eau, ou plus habituellement de paille de riz (1) ». Les côtés de la maison, formés par une claie de lattes de bambous sur laquelle on a appliqué des mottes de terre argileuse battue et comprimée, sont percés de deux ouvertures, l'une devant et l'autre derrière la maison. La porte de derrière fait communiquer avec la cuisine, qui se trouve souvent séparée du corps de logis principal, ou bien donne sur un petit jardin où la femme cultive quelques légumes. « Elle est formée d'un lattis de palétuviers ou de bambous et s'ouvre de bas en haut ; elle est soutenue horizontalement pendant le jour au moyen d'une perche ou d'un bâton fourchu à son extrémité supérieure. Les cloisons intérieures, au nombre de deux, formant ordinairement trois chambres, sont des nattes en paille tressée. (2) » Le sol, sur lequel repose la maison, est tantôt battu, comprimé et formé de la même terre argileuse qui entre dans la composition des murs ; tantôt, lorsque

(1) (2) *Dict. encycl. des Sc. méd.* — art Cochinchine.

l'habitation est sur le bord du fleuve, il consiste en un clayonnage de bambous. « Sur ce sol s'agitent pêle mêle les enfants complètements nus, des poules, des canards, des chiens et des porcs, vivant ensemble dans la meilleure intelligence. Un cadre de bois recouvert d'une natte, une table, quelques tabourets, l'autel dédié aux ancêtres forment la base de l'ameublement. » (1)

B. Voirie. — Dire qu'il existe un service de voirie, que les indigènes comprennent la signification de ce mot, me semble un contre-sens. A peine trouve-t-on dans quelques villages un fossé d'écoulement pour les eaux de pluies. Dans ceux, plus heureux, qui possèdent des égouts, à ciel ouvert, la pente d'écoulement est si faible que l'on rencontre à chaque pas des flaques d'eau croupissante. Les eaux ménagères sont déversées au milieu de la rue ; les détritus de toutes sortes, animaux et végétaux, sont jetés pêle-mêle sur la voie publique ; de là autant de foyers d'infection.

La vidange des matières fécales se fait d'une façon un peu plus sérieuse ; comme on les emploie pour le fumage des terres, on ne laisse rien perdre de ce produit. Les fosses d'aisance, toutes primitives, sont constituées par des trous creusés dans la terre, profonds de 2 à 3 mètres, et placés derrière les habitations, à proximité de la cuisine. De temps en temps, les matières sont enlevées à moitié liquides, portées dans les champs, et répandues telles quelles sur la terre. Il est facile de se figurer les horribles émanations qui s'en élèvent et l'on

(1) *Dict Encyc, des Sc. Méd.* Art. Cochinchine.

comprend leur influence sur la santé pendant les épidémies et surtout sur la propagation de ces épidémies. Inutile de dire que l'éclairage public n'existe pas ; la nuit, les Annamites circulent en portant des torches résineuses, et les rues ne reçoivent que la lumière des lanternes placées devant les portes des magasins.

Inhumations. — Lorsqu'un Annamite vient à mourir, les parents s'empressent de laver le corps à grande eau, et le couchent, revêtu de ses meilleurs habits, dans un cercueil très épais qu'ils lutent avec un mélange d'huile et de résine (chay). Le cercueil est placé sur une estrade et y reste jusqu'à ce que la famille ait réuni les fonds nécessaires pour l'enterrement. Cette cérémonie entraîne, en effet, de grandes dépenses : pour honorer la mémoire du défunt, la famille donne de grands repas, auxquels prennent part tous les habitants du village. Le jour de l'enterrement, le lieu et la direction de la fosse sont désignés par un bonze. L'inhumation se fait à la volonté de la famille, près ou loin du village, souvent sur le bord d'une route, presque toujours dans un champ lui appartenant. La plupart du temps, les tombeaux sont réunis auprès des villages, sans qu'on puisse dire qu'il existe des cimetières.

La vérification des décès n'a pas lieu, et aucun article de la loi n'autorise la recherche de la cause de mort, à part le cas de suspicion de crime. Il m'est donc impossible de donner un état, même approximatif, du nombre des décès.

D. Prisons. — Construites par l'Etat, mal aérées, les prisons sont, la plupart du temps, trop petites pour le nombre de malheureux qu'on y entasse. Les uns, soumis au supplice de la cangue, les autres portant des fers aux pieds et aux mains, n'y sont enfermés que pendant la nuit ; le jour, ils sortent sous la surveillance de gardiens et s'occupent du balayage des rues, et surtout de l'entretien des maisons des mandarins. Ils sont même souvent obligés de mendier, car la nourriture qu'on leur donne est toujours insuffisante. Heureux ceux dont la famille est assez riche pour acheter la complaisance des gardiens. Les tortures qu'ils subissent, soit avant, soit après le jugement, viennent s'ajouter à toutes les causes de maladies auxquelles ils sont exposés.

Il n'existe pas d'hôpitaux, non plus que d'asiles spéciaux pour les aliénés. Les mendiants sont à la charge du village qu'ils traversent et trouvent un asile momentané dans les maisons communes, ou mairies.

E. Ecoles. — Lorsque le village n'est pas assez riche pour pouvoir posséder une maison d'école, on se sert pour cet usage des maisons communes. Ces habitations sont constituées par une charpente de bois formant toiture et recouverte de paille de riz ; deux côtés seulement de la maison sont fermés par des cloisons. L'air y pénètre largement, et, en somme, les enfants y trouvent des conditions hygiéniques satisfaisantes.

F. Alimentation. — Le sol du Tong-kin est excessivement riche, si l'on en croit le proverbe chinois : « Il est le grenier de la Chine. » Aussi la nourriture des indigènes est presque exclusivement végétale. Le riz en est la base fondamentale. La préparation en est commode : une simple cuisson à l'eau des grains de riz, suffit à les rendre comestibles; il n'est pas besoin, comme pour le blé, de les réduire en farine. Le riz, on le sait, est très riche en amidon et très pauvre en matières azotées; mais, il est l'aliment le mieux approprié au climat, c'est celui que les Annamites supportent le mieux et qu'une expérience de plusieurs siècles leur a indiqué comme étant le plus apte à être facilement et promptement digéré. D'ailleurs, le riz n'est jamais mangé seul, il est à l'indigène ce que le pain est à l'Européen.

Le bœuf ne sert pas à l'alimentation, il est seulement utilisé comme animal de trait. La viande de porc est la seule qui serve à la consommation. La race du pays est une race naine, à longues soies hérissées, au museau allongé; le ventre touche souvent jusqu'à terre, la queue est enroulée et non tombante, sa couleur est noire. Elle forme la race connue sous le nom de porcs Tong-kin. Ces animaux sont remarquables par l'énorme quantité de graisse qu'ils fournissent. On n'a pas encore signalé chez eux la présence de la ladrerie et de la trichinose; mais cette viande, mangée à peine cuite, a souvent donné naissance à des tœnias.

Tout le pays foisonne en volailles, principalement en poules et canards que l'on vend à très bas prix; on ne connaît pas dans ces contrées l'art de faire des chapons. Les pigeons et les tourterelles, élevés dans le pays, entrent dans la consommation pour une part minime. Les Annamites ne mangent pas les œufs à l'état frais: ils préfèrent attendre qu'ils soient couvés et punais. Les poissons frais ou séchés sont l'objet d'un grand commerce, et entrent pour une très large part dans l'alimentation générale ; les espèces comestibles sont nombreuses et variées ; on trouve sur les marchés des poissons de mer et des poissons de rivière en quantité considérable, et souvent d'un goût exquis.

C. Boissons. — La boisson la plus répandue est le thé ; non pas le thé de Chine, mais une infusion de feuilles de thé sauvage, qui porte le nom de thé de Hué. Les Annamites préparent en outre par la fermentation des grains de riz un alcool de goût désagréable, marquant environ 32 degrés à l'alcoomètre Baumé. Ils en font une grande consommation ; mais on ne rencontre pas fréquemment de gens ivres sur la voie publique. L'eau n'est presque jamais absorbée pure; elle est ordinairement clarifiée avec un peu d'alun ; mais cette pratique n'est pas générale.

H. Vêtements. Hygiène corporelle. — Quoique le climat ne soit pas uniforme, et malgré les alternatives de chaud et de froid de la température, la forme des vêtements est sensiblement la même dans toute cette partie de l'Indo-Chine. Les hommes portent comme coiffure un mouchoir ou turban de cotonnade de couleur ; les mandarins seuls ont le droit de porter le turban en crépon noir ; le chapeau est de forme conique, fait de feuilles de palétuviers. Le vêtement consiste en un pantalon large, sans ouverture antérieure, et en une robe, à manches étroites, boutonnant sur le côté droit et descendant jusqu'aux genoux. Les femmes, comme les hommes, portent le pantalon. Les riches ont plusieurs robes, passées les unes sur les autres, et de différentes couleurs. Les jeunes filles ont de plus un plastron en soie ou en coton de forme triangulaire retenu derrière le dos au moyen d'attaches, qui leur sert à soutenir et à cacher les seins. Les cheveux sont portés longs et noués en chignon sur la nuque. Les femmes ont une véritable passion pour les bijoux. L'ambre est la matière la plus employée; sous forme de grains plus ou moins gros, plus ou moins allongés, il sert à faire des colliers, des bracelets, des boucles d'oreilles. La chaussure consiste en une semelle de cuir, recouverte seulement sur le devant, dont la pointe recourbée en haut et en arrière, permet à peine d'introduire l'extrémité antérieure du pied. Des semelles de bois, garnies d'attaches en cuir, dont l'une passe entre le gros orteil et les autres doigts, et les deux autres sur les bords interne et externe du pied, leur servent par les temps de pluie. Mais en général, ils préfèrent marcher nu-pieds.

L'industrie des barbiers s'exerce en plein vent; la promiscuité des ustensiles de toilette explique le parasitisme, si fréquent sous toutes ses formes. Les Annamites ne connaissent pas l'usage des bains. A peine si, de temps en temps, ils se lavent les jambes ou les bras. « Ils sont « en général d'une malpropreté révoltante; ils ne lavent « pas plus leur corps qu'ils ne lavent leurs vêtements. » (*Dictionn. Encycl. des Sciences médicales*, art. Cochinchine.)

II — Hygiène professionnelle.

Il n'y a pas, à proprement parler, de véritables ouvriers parmi les Annamites, à part ceux qui travaillent aux incrustations et qui préparent la nacre. Tour à tour charpentier, maçon, manœuvre, l'Annamite entreprend tout, est habile à tout. Le maximum qu'un ouvrier puisse gagner varie de 1 fr. 50 à 2 fr. par jour. La femme ne va pas travailler dehors, sauf au moment de la récolte du riz ; en général, elle s'occupe des enfants, des soins de la maison et de la culture du jardin.

III — Hygiène de l'enfance et de l'adolescence.

A — A peine venu au monde, l'enfant est l'objet de tous les soins de sa mère ; malheureusement, les épidémies meurtrières auxquelles, dans son ignorance, elle ne sait pas le soustraire, en moissonnent chaque année un grand nombre. La mère allaite son enfant jusqu'à l'âge de trois ans. L'allaitement artificiel ou étranger est totalement inconnu. Le sevrage n'existe pour ainsi dire pas : l'enfant mange déjà du riz presque seul, et prend encore le sein. A peine vêtu pendant l'hiver d'une robe courte, sans pantalon, l'enfant, la plupart du temps, se roule tout nu sur une natte de paille. La mère ignore la nécessité de lavages fréquents pour les enfants, et ils croupissent dans une malpropreté bien faite pour altérer leur santé.

Dès l'âge de cinq ans, les enfants s'occupent dans l'intérieur de la maison ; ils ne sont jamais employés à des travaux manuels bien pénibles. On rencontre pourtant souvent de toutes jeunes filles de 7 à 8 ans, portant leur petit frère, à cheval sur la hanche. Les garçons vont à l'école depuis l'âge de 8 ans environ; la leçon est lue à haute voix, et celui qui crie le plus fort semble être le plus studieux. Le développement physique marche rapidement ; à l'âge de quinze ans, le garçon est déjà fort et bien constitué, mais chez lui, l'éducation morale est déjà trop avancée : l'instinct génésique se développe de bonne heure, ce qui tient sans doute à la promiscuité dans laquelle vit toute la famille.

L'Annamite se marie à l'âge de 20 ans ; ce qu'il recherche avant tout, c'est une femme pouvant lui donner des enfants. La femme annamite est bonne reproductrice; chez elle, et à partir de l'âge de 20 ans, les grossesses se succèdent rapidement. Elle est ordinairement réglée dès l'âge de 16 ans, et la ménopause arrive vers 30 à 35 ans ; chez elle la menstruation est régulière, peu abondante, dure en moyenne trois jours. Les riches ont plusieurs femmes, mais il est rare de trouver cette coutume dans la classe pauvre.

B. Infanticides. — Enfants abandonnés. — Les infanticides sont excessivement rares ; il en est de même de l'abandon des enfants. Chez l'Annamite, la première des vertus est la piété filiale; avant tout, en Annam, se trouve le culte des ancêtres. Plus un Annamite a d'enfants, plus il est sûr de recevoir les honneurs funèbres. Je ne saurais trop m'élever contre une croyance très répandue en France; les enfants sont un honneur et une richesse pour les parents; on ne les tue ni on ne les abandonne.

IV — Prostitution.

Elle intéresse le médecin et l'hygiéniste au point de vue de la propagation de la syphilis. En règle générale, la prostitution n'existe pas ; la loi ne la reconnait pas ; elle admet la polygamie et autorise le concubinage; elle regarde comme infâme celui qui encourage et qui spécule sur ce commerce. Le mal pourtant existe; il vit dans l'ombre.

Les prostituées ne peuvent être divisées, comme en Europe, en deux catégories, filles libres ou en carte, et filles en maison ; la prostitution est partout, car la fille perdue trouve facilement un mari, surtout si elle a mis de côté l'argent qu'elle a gagné en se prostituant à l'étranger. Le métier de prostituée n'est pas déconsidéré et la condition des filles est fort peu triste.

La prostitution constitue un danger permanent : les affections parasitaires et la syphilis déciment une grande partie de la population. Aucune réglementation n'est édictée pour créer un contrôle médical et combattre le fléau. Apathique par excellence, l'Annamite laisse la maladie suivre son cours. Si la fille connait la maladie, elle ne sait prendre aucune précaution hygiénique; quoique déjà atteinte, elle continue à avoir des relations sexuelles, point de départ d'une nouvelle contamination.

V. HYGIÈNE DES PASSIONS.

Théatres-Jeux. — L'Annamite adore le théâtre et regarde pourtant la profession d'acteur comme méprisable. Jamais les femmes ne montent sur le théâtre ; les rôles de femmes sont tenus par de jeunes garçons et souvent par des individus chez qui le sexe n'est par franchement affirmé. J'ai eu l'occasion d'observer et d'examimer un de ces acteurs. L'hermaphrodisme se rattachait chez lui plus au sexe masculin qu'au sexe féminin. Agé d'environ 20 ans, il était de moyenne taille et bien conformé. Il ne présentait pas trace de poils ni au menton ni au pubis. La poitrine était bombée, un peu proéminente, les seins peu accusés. Les organes génitaux offraient l'aspect suivant : une verge, ou plutôt un clitoris très-développé, long de trois centimètres, imperforé ; au-dessous, l'ouverture du canal de l'urètre long de quatre centimètres ; la vulve était formée de deux grandes lèvres, et communiquait avec une cavité fermée par une membrane et profonde d'environ cinq centimètres. On ne pouvait, par le palper, constater ni la présence de l'utérus, ni dans les aines l'existence de corps ovoïdes qui auraient été des testicules non descendus. Il disait avoir rendu souvent, mélangé à l'urine, un liquide blanchâtre.

Les jeux d'argent, quoique défendus, réunissent de nombreux amateurs. Ils ont été introduits par les Chinois qui en profitent pour exploiter indignement la population indigène.

Opium. — Il n'est peut-être pas de vice plus répandu ; dès que l'Annamite jouit d'une certaine aisance, il prend l'habitude de fumer l'opium. Cette habitude devient une véritable passion, telle que, pour se procurer de l'opium, il n'hésite pas à voler. Je me rappelle qu'au mois de février 1882, l'opium vint à manquer dans le village de Qui-nhon. Il y eut une véritable émeute. La ferme d'opium fut envahie, les portes enfoncées et, sans l'intervention du mandarin, les fermiers de l'opium auraient sans doute été fort maltraités. En Annam et au Tong-Kin, les Chinois ont le monopole de la vente de l'opium. Ils afferment chaque année cette vente et peuvent seuls débiter cette drogue pernicieuse. L'opium est, en Annam, le digne émule de l'alcoolisme dans certains pays du nord de l'Europe.

« L'intoxication chronique est caractérisée par les phénomènes suivants : troubles dans le sommeil, étourdissements, tournoiements de tête ; quelquefois de la céphalalgie ; un appétit capricieux, une langue blanche, souvent de la constipation, un sentiment d'oppression indéfinissable et la perte d'expression du regard. Les digestions sont troublées, la miction difficile. Les organes sexuels, d'abord anormalement excitables, perdent peu à peu leur tonicité ; le corps maigrit, les muscles s'émacient et sont le siége de douleurs intenses dans la première moitié de la journée. Les traits acquièrent l'expression d'une vieillesse prématurée. » Little. *On the habitual use of opium in Singapore* 1859. Fleury, *Cours d'hygiène*, 1853-1854.

Les Annamites fument une préparation d'opium obtenue en enlevant la partie interne et molle des boules ou pains d'opium et en ramollissant avec de l'eau l'écorce de ces boules. Ces deux préparations réunies donnent un liquide noirâtre, sirupeux, d'une odeur fade. Le fumeur en prend une goutte à l'aide d'une longue aiguille et la porte au-dessus d'une petite lampe, en forme de veilleuse et recouverte d'un tronc de cône en verre très-épais. L'opium est lentement grillé, puis roulé en forme de boulette et fixé ensuite sur la pipe à opium. Le fumeur, couché sur un lit un peu dur, la tête soulevée par un oreiller, présente la pipe à la flamme de la lampe et aspire en une seule fois la fumée produite par la combustion de la petite boulette d'opium. Le culot de la pipe et les résidus sont repris par l'eau et fumés par les pauvres gens qui ne peuvent acheter de l'opium pur.

Bétel. — On appelle ainsi un mélange de feuilles de bétel (piper bétel), de noix d'arec et de chaux vive qui sert de masticatoire dans l'Inde et dans presque toute la presqu'île Indo-Chinoise. On introduit successivement dans la bouche un morceau de noix d'arec et une feuille de bétel, dépouillée de ses nervures et saupoudrée de chaux. Cette feuille est roulée sur elle-même de façon que la chaux soit à l'intérieur. Le bétel est devenu en Annam un objet de première nécessité ; on s'en fait en quelque sorte honneur à soi et aux autres ; on l'offre à l'étranger comme témoignage de bon accueil. Parmi les cérémonies du mariage, l'usage, pour la fiancée, d'offrir le bétel et l'arec aux parents de son fiancé est passé dans les coutumes.

La saveur de ce masticatoire est assez complexe : on y remarque en premier lieu la saveur chaude et sucrée de la feuille de bétel, et en même temps cette âpreté, cette astringence due à l'arec (noix de l'areca catechu). La mastication augmente la sécrétion de la salive et la colore en rouge. Elle agit aussi énergiquement sur les dents et leur donne une teinte d'abord rougeâtre, et qui devient noire par l'âge et la continuation de cette pratique. Cette teinte noire des dents est très estimée des Annamites. On a dit que l'usage de ce masticatoire influait sur la nutrition des dents et sur l'haleine. Je crois qu'il n'en est rien. C'est là une coutume qui, au premier abord, paraît dégoûtante, mais qui, vu les propriétés astringentes et stimulantes du masticatoire, me paraît avoir une grande influence sur la santé de l'Annamite. Privé de ce bétel, celui-ci ne travaille plus, ne peut supporter aucune fatigue ; il éprouve, dit-il, une sensation de vide, un affaissement général de tout l'organisme. L'Annamite a besoin de ce stimulant : c'est pour lui un moyen hygiénique de résister aux conditions climatériques mauvaises dans lesquelles il se trouve, et qu'il oppose aux influences pathogéniques de ces contrées marécageuses ; c'est à la fois pour lui un stimulant, un tonique et un astringent. Il se privera plus facilement de manger et ne renoncera qu'à la dernière extrémité à ce masticatoire. Les vieillards portent avec eux de petits mortiers dans lesquels ils écrasent la noix d'arec, et font le mélange de feuille de bétel et de chaux, lorsque leurs dents branlantes ou cariées leur refusent tout usage.

Tabac. — L'usage du tabac est peut-être encore plus général que celui du bétel. Hommes, femmes, jeunes filles, enfants, fument la cigarette. La pipe est à peu près inconnue. Ils cultivent eux-mêmes le tabac, et ils ne lui font subir qu'une espèce de dessication. Coupé ensuite en lames minces ou comprimé en paquets de 200 à 300 grammes, il est vendu encore un peu humide sur les marchés. Si j'ai approuvé l'usage du masticatoire au bétel, je ne donne pas la même approbation à l'usage du tabac. Je suis persuadé que son usage amène chez les enfants, dont il entrave l'accroissement, une virilité prématurée et une véritable dégradation physique ; chez les jeunes filles, il avance l'époque normale de la menstruation. C'est donc là, dans tous les cas, une coutume nuisible et dangereuse.

Facultés intellectuelles. — Les Annamites sont d'un caractère doux et apathique, mais en même temps dissimulé et craintif. Ils n'ont aucun goût pour le commerce qui se trouve tout entier entre les mains des Chinois. Ils sont intelligents, en général assez lettrés. Les grades se confèrent à la suite d'examens et de concours. Les professions civiles priment les professions militaires. Ils n'ont pas d'ouvrages de médecine. Tous leurs livres de science leur viennent de la Chine. La profession de médecin est exercée par qui le veut; elle reste ordinairement dans les mêmes familles, et le père lègue à son fils sa science et sa renommée. Pourtant je me rappelle avoir vu un jeune étudiant suivre assidûment et accompagner dans ses visites aux malades un vieux médecin, son professeur. Le médecin est en même temps pharmacien; s'il ne tient pas officine ouverte de médicaments, il se charge dans tous les cas de leur achat et les cède aux malades. La profession est peu estimée et peu lucrative. Le prix de la visite, le médicament compris, varie de 0,60 centimes à 1 fr. 50. Souvent même le médecin est un peu sorcier et se charge de consulter le sort ou de chasser les mauvais esprits.

Religion. — On trouve en Annam plusieurs sectes religieuses. Les gens lettrés suivent un peu les maximes morales du philosophe chinois Confucius, mais « en somme, la religion commune n'est qu'un boudhisme corrompu. Le culte populaire consiste dans l'adoration de génies bons ou méchants. Boudha est adoré sous le nom de Phât, et le ciel est personnifié à son tour sous le nom de Ong Troi (Monsieur le Ciel). Mais la véritable religion est, comme chez les Chinois, le culte rendu aux ancêtres. Leur souvenir est placé sous la protection du génie du foyer, dont le symbole est une triade composée d'une femme et de deux hommes. Les âmes des morts qu'ils enterrent peuplent l'espace à l'état d'esprits, et choisissent de préférence pour asiles les sites verdoyants et ombragés que la piété de leurs descendants leur ménage. Le renouvellement de l'année est célébré par une grande fête en leur honneur. Durant quatre jours, les travaux et les occupations cessent; on ne va même plus au marché. Les familles réunissent tous leurs membres pour aller en pompe dégager des herbes envahissantes les tombes qu'on pare de fleurs, et célébrer de grands festins. » (*Dict. Encycl. des Sciences méd.*, art. Cochinchine.)

Mariages. — La polygamie est encore commune parmi les personnes de condition, mais le mariage est soumis, en général, aux règles suivantes. Lorsque le jeune homme a fait choix d'une fiancée, il envoie une entremetteuse parler pour lui. Si la famille accepte, il offre les cadeaux de fiançailles, et va lui-même faire une visite en compagnie de son père. Les conditions réglées, les présents acceptés, les futurs époux doivent encore en plus rester quelque temps comme serviteur et servante chez leurs nouveaux parents. Si les familles sont du même village et que les parents soient en nombre suffisant pour servir de témoins, il n'est pas besoin d'inviter à la cérémonie les autorités du village ; il en est autrement quand les fiancés appartiennent à des villages différents. On donne avis du jour de la cérémonie du mariage aux parents des deux familles et on avertit les autorités du village. Le jour arrivé, la fiancée est conduite à la maison de son époux. Un autel a été dressé en l'honneur et à la mémoire des ancêtres, et un grand festin a été préparé. Le père de l'époux s'adressant alors à l'image des ancêtres, prononce une formule consacrée et le mariage est censé légitimement célébré. Avant le festin, la jeune fille doit offrir à ses nouveaux parents le bétel et l'arec qui font partie des cadeaux de noce envoyés par le futur.

Lorsque la femme n'a pas d'enfants, l'usage est de prendre une concubine. La loi elle-même regarde ce dernier point comme important, de sorte que la femme légitime ne peut y mettre aucun obstacle. Mais les gens riches prennent plusieurs femmes pour leur seul agrément et comme ostentation ; aussi le proverbe « les riches et les nobles, changent de femmes » et celui-ci « quand on possède des titres, on peut posséder des beautés » leur est souvent applicable.

DEUXIÈME PARTIE

PATHOLOGIE

CHAPITRE PREMIER

MALADIES DES INDIGÈNES

I. — MALADIES ENDÉMIQUES ET ÉPIDÉMIQUES

Parmi les maladies endémiques qui sévissent le plus spécialement en Annam et au Tong-Kin, et qui, à certaines époques de l'année, se développent d'une façon épidémico-contagieuse, je dois signaler en première ligne les affections gastro-intestinales, puis les fièvres intermittentes qui naissent sous l'influence de l'impaludisme.

A. Choléra. — Le choléra existe à l'état d'endémie dans toute la partie tropicale de l'Indo-Chine, et son étude donne lieu à des remarques importantes, surtout pour les régions dont je m'occupe dans ce travail. Si, en Cochinchine, il naît toujours à la fin de la saison sèche, au moment où la température est la plus élevée; il n'en est pas de même en Annam. J'ai dit que la saison fraîche commençait à la mi-octobre et finissait en mars. A partir de ce moment, la température va en augmentant; les mois des plus grosses chaleurs sont ceux de juillet et d'août; c'est alors que le choléra apparaît, au moment où, d'ordinaire, il a déjà disparu de la Cochinchine. Il sévit et fait pendant ces deux mois de nombreuses victimes, puis, au commencement de septembre, il disparaît pour ainsi dire brusquement et ne fait plus parler de lui jusqu'à l'année suivante. Faut-il voir dans ce que je viens de dire une simple coïncidence, ou peut-on croire que le choléra se propage de la Cochinchine au Tong-Kin? La propagation en sens inverse paraîtrait plus naturelle. En effet, dans la dernière épidémie à laquelle j'ai assisté, en 1882, les premiers cas de choléra se sont montrés en Annam, à Qui-nhon, à la fin du mois de juin, à Go-cong et à Phuoc-hai, en Cochinchine, au mois de juillet, puis de là à My-tho et à Vinh-long. Dans cette marche, il aurait débuté en Annam, puis aurait éclaté à Go-cong sous une cause encore inconnue, à moins que l'on admette la contagion par une barque venue de Qui-nhon, fait qui n'a pas été prouvé; de là, il se serait répandu dans toute la Cochinchine. Faut-il, d'un autre côté, croire à l'influence des vents régnants? Les conditions climatériques, la malpropreté des villages, toutes les causes d'infection que j'ai décrites plus haut, me font dire que le choléra naît de toutes pièces dans tout l'Annam, qu'il est dans le pays à l'état de maladie endémique, et qu'il se développe subitement sans que la contagion ait à intervenir, et sous une influence particulière non encore connue. On a prétendu qu'en Cochinchine le choléra ne prenait jamais la forme épidémique ; la démonstration contraire de ce fait est facile à faire ; il nous suffira de dire que de juillet au mois de novembre 1882, le choléra a fait en Basse-Cochinchine 20,000 victimes, chiffre officiel publié dans le Journal de la Colonie. La maladie se propage d'Annamite à Annamite, mais, la plupart du temps, l'Européen est réfractaire à la contagion. Je crois donc qu'en Annam et au Tong-Kin, comme en Cochinchine et dans l'Inde, le choléra naît de toutes pièces, et que son éclosion est favorisée par l'impaludisme. Pourquoi n'apparaît-il qu'à certaines époques de l'année, pourquoi les épidémies ne coïncident-elles pas entre elles, ce sont là de grandes questions non encore élucidées.

De toute façon, le choléra est plus grave en Annam qu'en France. La durée de la maladie est plus courte, et elle emporte plus rapidement les malades. La première chose importante que l'on remarque dans sa symptomatologie est l'absence de cette diarrhée prémonitoire que l'on a toujours constatée en Europe. Quand elle existe, on peut être sûr de ne plus avoir affaire au choléra, mais à une légère cholérine dont la guérison est rapide et facile.

Tout d'un coup, un individu qui paraissait se bien porter, tombe et s'affaisse sur lui-même. Il ne se plaint pas, mais accuse une grande faiblesse; il a, dit-il, froid dans les os. Quelques minutes après, une heure au plus, il est pris d'une diarrhée séreuse abondante. Les selles affectent dès le début le caractère riziforme, elles sont typiques et ne laissent subsister aucun doute sur la maladie. Les évacuations se succèdent rapidement ; le malade s'affaiblit de plus en plus; il sent, dit-il, le froid remonter jusqu'au ventre. Les vomissements ne tardent pas à survenir, ils s'accompagnent de crampes stomacales fort douloureuses. Les malades se plaignent d'une soif très vive, la langue est blanche, un peu humide ; le ventre est affaissé et creusé en bateau ; les urines sont peu abondantes, épaisses. Le facies est caractéristique : les traits sont tirés, les yeux enfoncés sous les orbites, le nez effilé et comme transparent. Les pieds, les mains se refroidissent graduellement ; la température tombe à 4 ou 6 degrés au-dessous de la normale, comme j'ai pu le constater plusieurs fois. Le pouls disparaît peu à peu, puis les bruits du cœur cessent de se faire entendre. La respiration est pénible, stertoreuse. Le malade tombe alors dans le collapsus. La mort survient peu après, sans nulle excitation et sans, pour ainsi dire, que les assistants s'aperçoivent du moment précis de la mort.

La mort est, en Annam, la règle générale; bien rarement le malade sort du collapsus et peut arriver à la période de réaction. La terminaison fatale arrive au bout de 6, 12 ou 24 heures au plus tard. Je n'ai jamais pu pratiquer l'autopsie d'Annamites morts du choléra, et je regrette de ne pouvoir donner à ce sujet quelques détails d'anatomie pathologique.

J'ai dit plus haut que lorsque la diarrhée prémonitoire existait, il fallait l'attribuer à la cholérine. Elle attaque en effet souvent les Annamites, mais elle n'est dangereuse que pour les enfants qu'elle décime pendant les chaleurs et dans leurs premières années.

On a essayé tous les traitements ; le spécifique n'est pas encore trouvé. Les mesures hygiéniques ne peuvent être appliquées dans un pays où les habitants sont aussi ignorants de toute précaution sanitaire. Au début de l'attaque, le moyen qui m'a donné les meilleurs résultats consiste dans l'emploi de l'alcool intus et extra. Je formule une potion de la manière suivante :

Teinture de cannelle,	6 grammes.
Extrait de quinquina,	6 gr.
Tafia,	20 gr.
Sirop d'écorces d'orange,	30 gr.
Eau,	140 gr.

que je fais prendre de quart d'heure en quart d'heure, par cuillerées à café ; j'ordonne des frictions avec une flanelle imbibée d'alcool camphré, ou mieux d'essence de térébenthine, et je fais mettre des boules d'eau chaude aux pieds. Comme tisane, je donne du thé avec 60 grammes de tafia et 6 gr. d'acétate d'ammoniaque ; je le fais boire en grande quantité, si les vomissements n'ont pas encore paru. Ce traitement que j'ai employé souvent, surtout pendant le choléra de 1877, est celui qui réussit le mieux et donne les meilleurs résultats.

B. Dysenterie, diarrhée chronique. — De même que le choléra, la dysenterie est à l'état de maladie endémique en Annam. Elle prend naissance au commencement de la saison sèche, et fait chaque année de nombreuses victimes, surtout parmi les enfants de 4 à 6 ans. Je ne crois pas que la diarrhée chronique existe chez les Annamites; les quelques cas que j'ai rencontrés appartenaient à des fumeurs d'opium, et la diarrhée pouvait tenir de leur funeste habitude.

Le traitement qui donne un résultat le plus souvent heureux est celui-ci : Le premier jour, un purgatif salin et la diète absolue. Le second jour, l'ipéca à la brésilienne donné trois jours de suite. Cette préparation se fait ainsi : Prenez ipéca annelé 8 grammes, eau 200 grammes. Faites macérer pendant 24 heures ; portez sur le feu et réduisez à 120 grammes. Décantez, et faites prendre le liquide de demi-heure en demi-heure par cuillerées à café. Si des vomissements se produisent, espacez les doses. La même quantité d'ipéca doit resservir ; vous versez dessus de l'eau en quantité suffisante, et répétez la première opération, trois jours de suite. On peut, dès le second jour, donner un peu de lait au malade. Ce traitement réussit admirablement sur l'Annamite, et il m'a donné de fort bons résultats chez l'Européen.

C. Fièvres paludéennes. — Vivant au milieu des rizières, le plus souvent sur le bord des cours d'eau, où la marée se fait sentir et où, par conséquent, elle laisse pendant certaines heures de la journée une grande partie de la rive vaseuse à nu et exposée aux ardents rayons d'un soleil tropical, l'Annamite est souvent atteint de fièvres intermittentes. Chez lui, la fièvre débute par un frisson intense, qui dure de 2 à 4 heures ; puis les sueurs envahissent rapidement tout le corps. Le malade se plaint d'une céphalalgie violente; la langue est blanche, saburrale ; le pouls plein, rebondissant. La température s'élève rapidement, puis elle tombe lentement, et l'accès de fièvre se calme et se termine par un sentiment de lassitude générale. Le sulfate de quinine produit des effets merveilleux, et l'Annamite n'hésite pas à venir en demander au médecin français. Les médecins annamites traitent la fièvre paludéenne en faisant prendre au malade des infusions d'une écorce amère, fournie par le flamboyant (Erythrina indica, famille des Légumineuses). Ils y joignent souvent des racines de galanga (Kremfera galanga, Amomées) qui possèdent des propriétés sudorifiques très puissantes. Les accès pernicieux sont rares chez l'Annamite ; je n'ai jamais eu à constater chez lui que l'accès pernicieux à forme cholérique, justiciable de la quinine et de l'alcool.

Thorel a décrit, sous le nom de typhus, une variété d'accès pernicieux désignés sous le nom de fièvres des bois. Ces accès se rencontrent souvent chez les bûcherons, et surtout chez les habitants des contrées basses qui pénètrent pour la première fois dans les vastes forêts qui couvrent les hauts plateaux. Je crois que ce n'est là qu'une forme grave de l'impaludisme, que j'explique de la façon suivante : humidité perpétuelle du sol, détritus animaux et végétaux se décomposant dans un air qui n'est jamais renouvelé.

Les accès intermittents sont quelquefois réfractaires au sulfate de quinine. Je crois devoir citer à ce sujet une préparation que recommandait M. le médecin en chef Lacroix, et qui donne de bons résultats. Il formulait ainsi:

Vin blanc,	1 litre.
Miel,	60 grammes.
Poudre de quinquina jaune,	60 gr.

à prendre: un verre à bordeaux par jour, pendant 6 jours. J'ai vu les accès les plus rebelles céder à ce moyen que l'on peut rapprocher du bolus ad quartanam, employé contre la fièvre quarte, et qui se compose de poudre de quinquina, de miel et de poudre de réglisse.

II — MALADIES GÉNÉRALES ET CONSTITUTIONNELLES.

Fièvres éruptives. Variole, Rougeole, Scarlatine.— Prononcer le mot de variole dans ces régions est signaler une maladie qui fait de nombreux ravages et qui laisse des traces indélébiles de son passage sur le visage de tous ceux qui échappent à la mort. Six individus sur dix en moyenne sont atteints de ce terrible fléau. Comme en Europe, il en existe deux variétés : celle qui fait le plus de victimes est la variole noire à forme hémorrhagique. Maladie essentiellement contagieuse, la variole trouve dans les agglomérations de villages, dans les écoles, dans la promiscuité dans laquelle vit la famille annamite, un terrain toujours propice et préparé à la contagion. Souvent elle laisse dans un village des maisons remplies de cadavres, que les voisins osent à peine enlever et porter en terre. Quand elle apparaît dans un village des Sauvages, les habitants le quittent précipitamment et abandonnent les malheureux atteints du fléau à la maladie et à la famine.

Le vaccin n'est pas connu chez les Annamites ; ils se contentent de pratiquer une espèce d'inoculation au moyen du pus de boutons de variole légère, mais je n'ai pu recueillir des documents assez complets pour essayer de traiter cette question.

En Cochinchine, les médecins de la marine ont répandu le vaccin dans toute la colonie, et, depuis 1878, il n'y a plus eu d'épidémies de variole à signaler. Je me rappelle qu'en 1880, à Hai-Phong, nous ramenâmes à bord du *Ducouëdic*, des enfants que nous avions trouvés sur une jonque pirate capturée par la *Massue*. Ils étaient au nombre de quarante-deux. La variole fit éclosion parmi eux pendant leur séjour à bord. Des mesures hygiéniques permirent d'empêcher la contagion d'atteindre les matelots du bâtiment : mais, après le débarquement et l'installation dans un hangar construit pour les enfants malades, la maladie fit de rapides progrès et en enleva près de la moitié.

Je n'ai jamais rencontré aucun cas de rougeole ou de scarlatine chez un enfant annamite. La fièvre typhoïde, le typhus, sont inconnus en Annam.

III — Maladies du système nerveux

Je citerai en passant quelques cas de paraplégie, observés chez des rameurs ; ces gens là rament debout. Faut-il chercher dans cette attitude la cause de la maladie ? Monsieur Néis, médecin de 1re classe de la marine, qui eut l'occasion d'observer différents cas de cette affection, l'attribue au coït debout. Je n'ai pu recueillir aucun fait qui vînt approuver ou contredire cette assertion.

L'épilepsie, l'hystérie, se rencontrent rarement ; cependant, quand on a étudié la manière de vivre, les habitudes des habitants, on s'étonne de ne pas les rencontrer plus fréquemment ; je suis porté à croire qu'ils cachent soigneusement ces maladies et que la plupart du temps, quand ils en sont atteints, ils restent enfermés. J'ai pu constater chez un individu âgé de 37 ans, un cas d'asphyxie locale et de gangrène symétrique des extrémités ; je n'ai pu recueillir aucun renseignement sur le début et la cause de la maladie.

IV — Maladies de l'appareil circulatoire

Faible, d'un tempérament lymphatico-nerveux, l'Annamite présente souvent des palpitations qui tiennent à une anémie profonde. Les maladies organiques du cœur sont rares, et je n'ai jamais eu l'occasion d'en traiter. J'ai rencontré deux cas d'anévrisme : chez l'un j'avais affaire à un anévrisme de la poplité ; je conseillai la flexion forcée, mais comme le malade ne revint pas me voir, je ne sais ce qui est résulté de sa maladie. Le second portait un petit anévrisme artérioso-veineux de l'humérale ; il ne voulut suivre aucun traitement ni subir aucune opération chirurgicale.

V — Maladies de l'appareil respiratoire

Les enfants contractent très-souvent la coqueluche, je n'ai jamais rencontré de cas de croup. Les bronchites et les pneumonies ne sont pas rares, mais ne développent jamais de fortes réactions inflammatoires. C'est vers l'âge de 18 à 25 ans que la phthisie fait chez l'Annamite le plus de ravages ; elle affecte, la plupart du temps, le type galopant, et en lève en quelques jours les malades.

VI — Maladies de l'appareil digestif

Les stomatites sont fréquentes, soit qu'elles tiennent à l'usage du bétel dont j'ai déjà parlé, soit à une cause de traitement mercuriel. Le muguet se rencontre souvent et fait le désespoir des médecins annamites pour qui il est un présage de mort. Les angines sont assez communes, mais sans jamais affecter la forme diphtéritique.

L'embarras gastrique accompagné d'un peu de fièvre est une maladie fréquente au moment du changement de saison; il dure un septénaire environ et précède quelquefois les atteintes de la dysenterie. Les vers intestinaux entrent pour une large part dans les affections du tube digestif. Il n'est peut-être pas de pays où l'on en rencontre un aussi grand nombre. Ils s'attaquent aussi bien aux enfants qu'aux personnes d'un certain âge. Que de fois j'ai vu des troubles nerveux, des convulsions violentes chez de jeunes enfants, guérir rapidement par l'administration de 10 à 15 centigrammes de santonine. Les vers intestinaux que l'on trouve chez les enfants sont les oxyures et les lombrics ; on les rencontre même chez les gens âgés.

Le tœnia est très fréquent, j'ai dit plus haut que les légumes des jardins étaient arrosés avec les matières fécales encore presque liquides, j'ai noté parmi les aliments l'usage presque exclusif de la viande de porc, et la grande quantité de poissons qui entre dans leur nourriture : faut-il s'étonner, après cela, de la propagation rapide de ce parasite, et du nombre considérable de personnes atteintes ? Le tœnia le plus souvent observé est le tœnia inerme.

Les maladies du foie ne se rencontrent pas très souvent chez l'indigène. Il semblerait pourtant que le paludisme et la chaleur expliqueraient facilement leur propagation. Il n'en est rien. J'ai opéré un vieux chef de canton, qui portait un kyste hydatique du foie très volumineux. Après avoir déterminé des adhérences au moyen du caustique de Vienne, j'ai fendu l'eschare au bistouri et, procédant ensuite couche par couche, je suis arrivé sur le kyste que je n'ai pu énucléer qu'après l'avoir vidé. L'opération avait donné un bon résultat mais le malade a succombé deux mois après presque subitement. L'autopsie n'ayant pu être faite, je ne sais à quoi attribuer la mort. Le malade d'ailleurs fumait l'opium depuis longtemps, et se trouvait à la période de cachexie de l'intoxication opiacée. Les traces de l'opération avaient déjà disparu, quelque temps avant sa mort.

Quelques cas de néphrite mixte, mais dont j'ai fait remonter l'origine à des accidents des organes génito-urinaires ; des cas de cystite très fréquents, mais surtout des cystites chroniques, tel est le bilan des maladies internes des voies urinaires.

Les péritonites sont rares : j'ai rencontré un cas d'ascite.

VII — Maladies du système locomoteur.

Rachitisme-Ostéomalacie. — S'il est une affection du jeune âge fréquente en Annam, c'est le rachitisme. Il semblerait que, vu le petit nombre de villes, vu le genre de vie des Annamites, le rachitisme ne devrait pas exister. Le contraire est le vrai : j'en ai rencontré des cas plusieurs fois, mais jamais ces enfants ne vivent longtemps ; ils succombent ordinairement dans la deuxième année au plus tard. L'ostéomalacie existe-t-elle ? Je n'en ai jamais rencontré aucun cas.

VIII — Maladies de la peau et maladies parasitaires.

L'herpès se rencontre fréquemment : il affecte la forme circinée et attaque plusparticulièrement la peau du ventre, autour de l'ombilic. On le trouve aussi à la partie interne des cuisses et sur la peau des bourses. Il n'est pas rare de trouver des vésicules d'herpès préputialis sur le gland et sur le prépuce, et elles offrent alors une grande ressemblance avec des chancres. Les Annamites emploient le traitement suivant qui donne les meilleurs résultats : prenant des feuilles fraîches de cassia alata, ils les pilent avec du sel et du vinaigre dans un mortier, et ils frottent vigoureusement les parties malades avec ce mélange. La guérison s'obtient par une sorte de cautérisation produite superficiellement par ce procédé. Les enfants sont souvent atteints à la paume des mains et sur les jambes de pemphigus et de rupia ; je crois qu'il faut rattacher ces manifestations à une syphilis héréditaire.

L'ecthyma, l'impétigo sont des affections de même nature. J'ai vu plusieurs individus, des pêcheurs du bord de la mer, atteints d'ichthyose. Ils avaient la peau sèche, rugueuse, épaisse, hérissée de lamelles épidermiques, blanches, et imbriquées les unes sur les autres, se détachant sans prurit ni douleur, en tout semblables à des écailles de poisson.

Je ne ferai que signaler ici la lèpre, qui, en Annam, me parait être une syphilide ulcéreuse maligne.

Les maladies parasitaires sont nombreuses ; la promiscuité dans laquelle vit la famille annamite, l'industrie des barbiers ambulants en donnent une facile explication. La teigne faveuse est spéciale aux enfants ; elle est contagieuse et ce seul fait en explique la grande fréquence. Le cuir chevelu tout entier est recouvert d'une calotte croûteuse, sèche, jaunâtre, inégale, fendillée, qui exhale une odeur fétide. Les enfants, en se grattant, arrachent cette croûte et mettent à nu la peau rouge et saignante. Des villages entiers sont atteints de la gale, et les Annamites ne connaissent aucun traitement de cette affection.

Quant aux parasites animaux, tels que les poux, je puis presque affirmer qu'aucun Annamite n'en est exempt. Les poux du pubis n'existent pas, les Annamites n'ayant que peu de poils aux parties génitales.

IX. — MALADIES CHIRURGICALES ET MALADIES DE L'APPAREIL GÉNITO-URINAIRE.

Les tumeurs, masses constituées par du tissu de formation nouvelle ayant de la tendance à s'accroître, sont divisées en trois classes : les tumeurs bénignes, les tumeurs à pronostic variable, les tumeurs malignes. On rencontre souvent, en Annam, des kystes, et surtout le kyste hydatique du foie et du poumon ; les papillômes, (crêtes de coq) sont assez fréquents ; voilà pour les tumeurs bénignes. Dans la seconde classe, on trouve les polypes du nez et ceux de l'utérus. Je n'ai rencontré qu'un seul cas de tumeur maligne : c'était un épithelioma siégeant à la paupière droite, chez un individu fumeur d'opium, âgé de 42 ans. Le cancer est assez rare et je n'ai jamais eu l'occasion d'en rencontrer un seul cas. Je crois d'ailleurs que son peu de fréquence dans les pays chauds a déjà été signalé. Il faut noter, parmi les affections chirurgicales, une variété d'ulcère atonique, rebelle à tout traitement, et qui siége surtout sur les membres inférieurs ; les affections osseuses, carie, nécrose, n'y sont pas rares ; j'ai rencontré un cas de mal perforant plantaire. Le mal de Pott y est presque inconnu.

Une chose qu'il faut signaler avant tout, c'est le grand nombre et la grande variété des affections des organes génito-urinaires. L'hypospadias y est assez fréquent ; j'en ai rencontré plusieurs cas : il était toujours accompagné d'une atrophie de la verge et d'autres difformités des organes génitaux. L'urétrite simple est générale et peu d'Annamites en sont exempts. Les rétrécissements du canal de l'urètre, qui en sont souvent la suite, se rencontrent fréquemment. L'orchite traumatique est assez rare ; quant à l'orchite blenorrhagique, elle est très fréquente. L'hydrocèle de la tunique vaginale est une affection assez commune.

Les chancres mous non indurés se rencontrent chez beaucoup d'Annamites ; ils coïncident quelquefois avec le chancre induré ; il faut en chercher la cause dans la malpropreté dans laquelle vit l'indigène. La femme annamite n'est pas plus heureuse que l'homme ; l'urétrite, la vaginite, les chancres mous se rencontrent également chez elle.

X. — MALADIES DUES AUX ANIMAUX NUISIBLES.

Le tigre fait de nombreuses victimes, mais il est rare d'avoir à soigner des indigènes blessés par cet animal. Mon collègue, M. Léquement, médecin de deuxième classe de la marine, a eu l'occasion de soigner à Quinhon un Annamite auquel le tigre avait déchiré l'épaule. Les serpents venimeux, si nombreux dans l'Inde, sont rares en Annam. Je ne connais pas de cas de mort, suite de morsures de serpents.

XI. — MALADIES VÉNÉRIENNES.

C'est là une des questions les plus importantes parmi celles que je viens de traiter. On peut dire, en règle générale, que la syphilis domine la pathologie de toute cette contrée, qu'elle s'y manifeste sous toutes les formes, qu'elle y revêt tous les caractères, en un mot qu'elle attaque et atteint un bon tiers des habitants du pays. Son évolution se fait très vite ; à peine les accidents primitifs ont-ils apparu que les accidents secondaires se présentent, et de même pour les accidents tertiaires.

Le chancre induré guérit rapidement, plus rapidement qu'en Europe : cela tient-il à la chaleur et peut-on l'attribuer à cette cause seule ? On vient dernièrement de traiter le chancre par le chauffage des organes génitaux. Y aurait-il un rapport entre ces deux termes ?

Le chancre guéri, la roséole ne tarde pas à faire son apparition ; elle cède rapidement la place à l'ecthyma et à l'impétigo, puis surviennent les lésions osseuses, les douleurs nocturnes, les exostoses et autres manifestations tertiaires. La syphilis congénitale se présente souvent ; les enfants offrent parfois des bulles de pemphigus à la paume des mains. Le rupia n'est pas rare dans le jeune âge. En résumé, la maladie évolue très vite et sans pourtant présenter une gravité aussi grande qu'en Europe. La mort par suite de syphilis est rare.

Le traitement de la syphilis est encore, en Annam, dans l'enfance. Au début, les Annamites cautérisent le chancre, induré ou non, avec l'oxyde rouge de mercure ; cette cautérisation est excessivement douloureuse, et souvent amène des accidents inflammatoires. Quand la roséole et les manifestations secondaires, plaques muqueuses, etc., apparaissent, ils ont recours aux fumigation de cinabre. Elles se pratiquent de la manière suivante : Le malade, après avoir pris un bain très chaud, est essuyé et frotté vivement avec un linge un peu rude ; il est ensuite enveloppé dans une grande chemise sans manches, et fermant autour du cou au moyen d'une attache que l'on peut plus ou moins fortement serrer. Sous la chemise, qui est fort large et tombe à terre, on introduit un petit réchaud, et on jette dessus les charbons ardents du cinabre en poudre, bisulfure de mercure, sulfure rouge de mercure . Le malade, enveloppé dans la chemise, reçoit les vapeurs. En réalité, le cinabre est en partie détruit par l'oxygène de l'air, et le malade ne reçoit qu'un mélange d'acide sulfureux avec de la vapeur de mercure et de la vapeur de cinabre. Ils ne connaissent pas encore l'iodure de potassium, mais font usage de tisanes diurétiques et dépuratives. Ils se servent aussi d'infusions de plantes stimulantes et sudorifiques.

XII — Affections mentales.

L'idiotisme, le crétinisme, sont assez rares, et les individus atteints jouissent d'une liberté sans limite. Les affections psychiques ne s'y rencontrent pas, ce qui tient peut-être au caractère apathique, au peu de réaction nerveuse de l'indigène : je n'ai jamais rencontré un seul cas d'affection mentale chez l'Annamite.

Mortalité.

Les villages annamites n'ont pas de registre où l'on inscrive les décès : aussi des chiffres exacts de la mortalité sont difficiles à donner. De mes observations personnelles, portant pendant 6 mois sur un village de 1,200 habitants, je crois pouvoir donner les conclusions suivantes :

1° C'est du moment de la naissance à l'âge de 3 ans que la mortalité est la plus grande ; elle est en moyenne de 34 à 36 pour cent.

2° De 3 ans à 12 ans, la mortalité diminue beaucoup.

3° De 30 à 40 ans, elle devient plus fréquente, 38 0/0, et le terme moyen de la vie, chez l'Annamite, est de 29 ans.

CHAPITRE II

MALADIES DES EUROPÉENS

Les Européens ne peuvent supporter impunément les atteintes d'un climat aussi chaud. A peine arrivés, dans les quinze premiers jours, ils sont pris d'une diarrhée bilieuse ordinairement peu grave. Il est fort rare qu'elle ne cède à quelques purgatifs et à un régime approprié, au régime lacté, par exemple. Mais tous ne guérissent pas, et il est bon de les rapatrier au plus vite.

Sous l'influence de la haute température, par suite d'une transpiration cutanée abondante, l'estomac se débilite rapidement, il devient paresseux et demande des aliments excitants. La constitution générale subit une grave atteinte, l'anémie s'empare peu à peu de certains d'entre eux. Quand le malade ne réagit pas, lorsqu'il se laisse aller à de noires pensées, si la nostalgie s'empare de lui, l'anémie ne tarde pas à faire des progrès rapides. Le malade s'affaiblit graduellement, la peau prend une couleur jaune pâle, un peu terreuse, l'émaciation arrive vite, et le malade s'éteint presque sans souffrance.

Cette anémie, que l'on peut rapprocher de l'anémie pernicieuse progressive d'Egypte, si bien décrite par Griessinger, nous paraît être la base, la maladie fondamentale sur laquelle viennent se greffer les autres affections du pays : la fièvre, la dysenterie, la diarrhée. Je crois même pouvoir affirmer que la diarrhée chronique n'est souvent qu'une manifestation de cette anémie ; je reviendrai plus loin sur cette question.

Je suivrai dans cette étude la même marche que pour les maladies des Indigènes.

Choléra. — Le choléra est loin de sévir aussi violemment sur les Européens que sur les Annamites. Dans une épidémie, on signale à peine 4 ou 5 cas chez eux, tandis que les cas de mort, chez les Annamites, se comptent par milliers. C'est là un caractère particulier que je tiens à signaler, car il prouve la différence qui existe entre le choléra de l'Indo-Chine et le choléra qui sévit actuellement en Egypte, et qui, à différentes époques, a fait invasion en Europe. Les symptômes sont ceux que j'ai déjà décrits, le traitement est le même.

Dysenterie. — Une maladie qui sévit cruellement sur l'Européen, c'est la dysenterie aiguë ou chronique. Sous une influence climatérique encore peu connue, souvent à la suite d'une course, d'un refroidissement, l'Européen est pris de coliques violentes, d'envies fréquentes d'aller à la garde-robe avec épreintes et ténesme. Le visage est émacié, les yeux cernés et profondément rentrés sous les arcades sourcilières ; la peau est froide, couverte d'une sueur visqueuse. Les selles contiennent du sang mêlé à des mucosités ; l'urine est rare, de couleur rouge foncé, renfermant des flocons blanchâtres. Les symptômes s'accusent peu à peu ; le sommeil est pénible, troublé par des rêves effrayants ; les selles deviennent encore plus nombreuses ; le malade s'amaigrit avec une rapidité extrême. Quelquefois tout se borne là : sous l'influence d'un traitement approprié, les accidents s'amendent et la guérison arrive assez vite. D'autres fois, la dysenterie s'arrête, mais à sa place s'établit une diarrhée forte, lientérique, qui affaiblit graduellement le malade et se termine par la mort, après un temps plus ou moins long avec des alternatives de mieux toujours fort courtes.

La *diarrhée*, dite de Cochinchine, *diarrhée chronique*, existe aussi en Annam et au Tong-Kin. Je crois, pour ma part, qu'elle n'est qu'une manifestation de l'anémie pernicieuse progressive. En effet, cette diarrhée ne s'établit jamais d'emblée chez les individus arrivant d'Europe ; elle attaque principalement ceux qui sont déjà profondément anémiés. Son début est assez lent, insidieux : des coliques légères, fugaces, sourdes ; les selles sont d'abord molles, puis liquides ; elles deviennent plus fréquentes, sans amener de douleurs vives : puis la diarrhée est établie. Les selles sont au nombre de 15 à 20 par jour, quelquefois plus. Pas de réaction fébrile ; un peu d'abattement. Le facies n'est pas altéré ; la respiration est normale, le pouls régulier. Les selles liquides, lientériques, ont une couleur jaunâtre caractéristique. La maladie suit son cours si aucun traitement n'est fait, et le malade. qui va en s'affaiblissant, ne tarde pas à succomber au bout de 20 à 30 jours.

Cette diarrhée est spéciale à l'Indo-Chine ; elle se contracte non seulement dans la Basse-Cochinchine, mais en Annam et au Tong-Kin ; elle ne guérit jamais spontanément, et ne cède qu'à un traitement longtemps continué et suivi avec un soin tout particulier. Ce traitement consiste dans le régime lacté, pris à l'exclusion de tout autre. On peut donner du lait à la dose de 2 à 4 litres par jour : puis, quand les selles commenceront à redevenir moulées, on donnera peu à peu de la crême de riz, du poisson, de la viande grillée ; sitôt que le malade pourra supporter cette viande rôtie, il faudra insister et surtout ne donner du pain que lorsque la guérison est tout à fait assurée.

M. Bavay a découvert dans les matières intestinales des individus morts de diarrhée de Cochinchine, une anguillule qu'il a appelée intestinale. Je l'ai cherchée souvent pendant mon séjour dans la presqu'île Indo-Chinoise, et dans cinq autopsies que j'ai faites, je l'ai trouvée quatre fois dans le liquide intestinal. Je ne crois pas que cette anguillule soit la cause initiale de la diarrhée; je pense, au contraire, qu'elle n'est qu'un épiphénomène dans l'affection, et je me base, pour affirmer cela, sur les conclusions suivantes d'un travail fait par moi en Cochinchine, en 1878 et 1879. 1° Sur les selles de 374 malades examinés minutieusement pendant une période de 5 mois, je n'ai jamais trouvé l'anguillule intestinale.

2° Sur cinq autopsies faites 24 heures après la mort, le parasite a été trouvé 4 fois.

3° J'ai fait avaler du blanc d'œuf contenant des parasites à 4 petits chiens, et je n'ai jamais rencontré d'anguillules dans leurs selles. Suivis pendant 2 mois, ils n'ont jamais eu de diarrhée et se sont toujours bien portés.

4° L'anguillule intestinale pourrait déterminer l'anémie, comme l'ankylostome donne l'anémie des mineurs; mais aucune recherche n'a encore été faite dans ce sens.

Fièvres intermittentes. — Dans un pays où les marais, les rizières occupent les deux tiers du sol, il est presque inutile d'insister sur la présence des fièvres intermittentes. Elles affectent toutes les formes, depuis la plus bénigne jusqu'aux accès pernicieux à forme comateuse ou forme cholérique. Aucun Européen ne peut faire un séjour de quelque temps dans ce pays sans subir une atteinte. La rate est toujours engorgée, quelquefois douloureuse à la pression. Les fièvres éruptives sont assez rares chez les Européens; la variole seule a fait quelques ravages, mais peu de personnes ont succombé.

Maladies du système nerveux. Maladies mentales. — Il n'est peut-être pas de pays où la marche de ces affections soit plus rapide. Souvent, suite d'un coup de soleil, la folie, sous la forme de manie, est fréquente. L'alcoolisme, qui fait déjà tant de ravages en France, fait de nombreuses victimes dans cette colonie. La terminaison est pour tous la même : paralysie générale, ramollissement cérébral aigu ou chronique. Les maladies de l'appareil circulatoire n'offrent rien de particulier à signaler.

Maladies de l'appareil respiratoire.—La bronchite chronique (phthisie) fait en Annam de grands progrès : elle reste d'abord stationnaire, puis sous l'influence d'un refroidissement qui sert pour ainsi dire de coup de fouet, elle prend le caractère galopant. L'évolution des tubercules se fait rapidement; la fonte arrive en peu de jours, et la maladie se termine au bout d'un à deux septénaires au plus par la mort.

La présence du tœnia est fréquente; il est même rare de le rencontrer seul; on trouve ordinairement deux ou trois individus chez le même malade.

La congestion du foie se rencontre fréquemment. Assez rare chez l'indigène, elle attaque souvent l'Européen. Elle est due à un excès du travail du foie sous l'influence de la chaleur amenant un afflux de sang plus grand. Les abcès du foie sont souvent un des termes de la maladie, et amènent une terminaison fatale. La ponction au moyen de l'appareil de Dieulafoy est un moyen de traitement qui a donné de bons résultats. Les maladies de peau sont de toutes formes : depuis le lichen tropicus déterminé par la transpiration abondante et la chaleur, jusqu'à l'herpès circiné, si difficile à faire disparaître. Les maladies parasitaires sont rares chez l'Européen dont les habitudes de propreté sont un sûr garant contre ces affections.

Parmi les maladies du ressort chirurgical, il faut citer l'ulcère atonique de Cochinchine. Il attaque les Européens déjà affaiblis par le climat, et est très rebelle à la cicatrisation. Un bon pansement consiste dans un emplâtre formé de camphre arrosé de jus de citron. Ce mode de traitement nous a donné des résultats magnifiques. Les urétrites sont fréquentes, les chancres mous s'y rencontrent souvent, et les Européens ne sont pas plus exempts de la contagion que l'Annamite.

Maladies vénériennes.—Les Européens contractent assez souvent la syphilis. La facilité de relations, la façon dont la prostitution est réglée nous donnent l'explication de cette fréquence. A Qui-nhon, sur 100 hommes, 78 étaient atteints. Ce qu'il faut surtout faire remarquer, c'est la marche rapide de la maladie ; en moins de deux mois, le malade voit survenir les accidents secondaires et tertiaires ; mais si la marche est plus rapide, les accidents ne sont pas plus graves. Ils cèdent facilement à un traitement approprié ; mais il vaut mieux, pour les malades, les renvoyer en France pour compléter la guérison.

Mortalité. — La mortalité sur les Européens est difficile à apprécier. Je ne puis pour cela que me servir des statistiques du poste de Qui-nhon, mais je n'ai aucun chiffre officiel, car beaucoup de malades renvoyés en France y sont morts, et rien ne peut donner une certitude. Je crois cependant qu'elle diffère très peu de la moyenne en France.

RÉSUMÉ

Dans le travail que je viens de présenter, je crois qn'il faut remarquer deux points principaux : en premier lieu les déplorables conditions hygiéniques dans lesquelles vit l'indigène, et en second lieu la fréquence de la syphilis. L'incurie du gouvernement annamite est un obstacle insurmontable ; tant qu'il existera, il ne sera en aucune façon possible de modifier l'état de choses actuel. Quand on compare l'Annam à la Cochinchine, on ne peut s'empêcher d'admirer tout ce que nous avons fait depuis la conquête, au point de vue de l'hygiène. Des villes, des postes ont été créés, des habitations spacieuses, bien aérées ont été construites ; de larges voies de communication, des égouts ont fait de Saïgon une ville des plus habitables.

La syphilis a été poursuivie jusque dans ses derniers retranchements ; des visites sanitaires, une réglementation spéciale ont diminué le nombre des individus contaminés. Certainement, ce serait un bonheur et un bienfait pour l'Annamite, si la France se décidait à prendre possession de l'Annam et du Tong-Kin. Ce qu'elle a fait en 20 ans en Cochinchine, elle le fera et plus rapidement en Annam ; car elle possède ce qui lui manquait, en 1860, des Administrateurs qui connaissent la langue et les coutumes du pays. Des ouvrages nombreux ont été écrits sur ces contrées, et je m'estimerais heureux si mon modeste travail pouvait servir à tirer de l'ignorance et de l'asservissement honteux dans lequel il croupit, un peuple travailleur et intelligent. Abruti par le despotime du mandarin et la crainte des châtiments, l'Annamite, une fois libre, donnera des preuves de son travail et de son intelligence. Nous en avons l'assurance par ce qui s'est passé en Cochinchine. Mais, avant tout, ce qu'il faut détruire, ce qu'il faut saper dans sa racine, c'est ce pouvoir occulte, cette royauté mystérieuse, qui, derrière les remparts de Hué, fait trembler le peuple annamite, et dont la chute amènera sa régénération physique et morale.

TABLE DES MATIÈRES

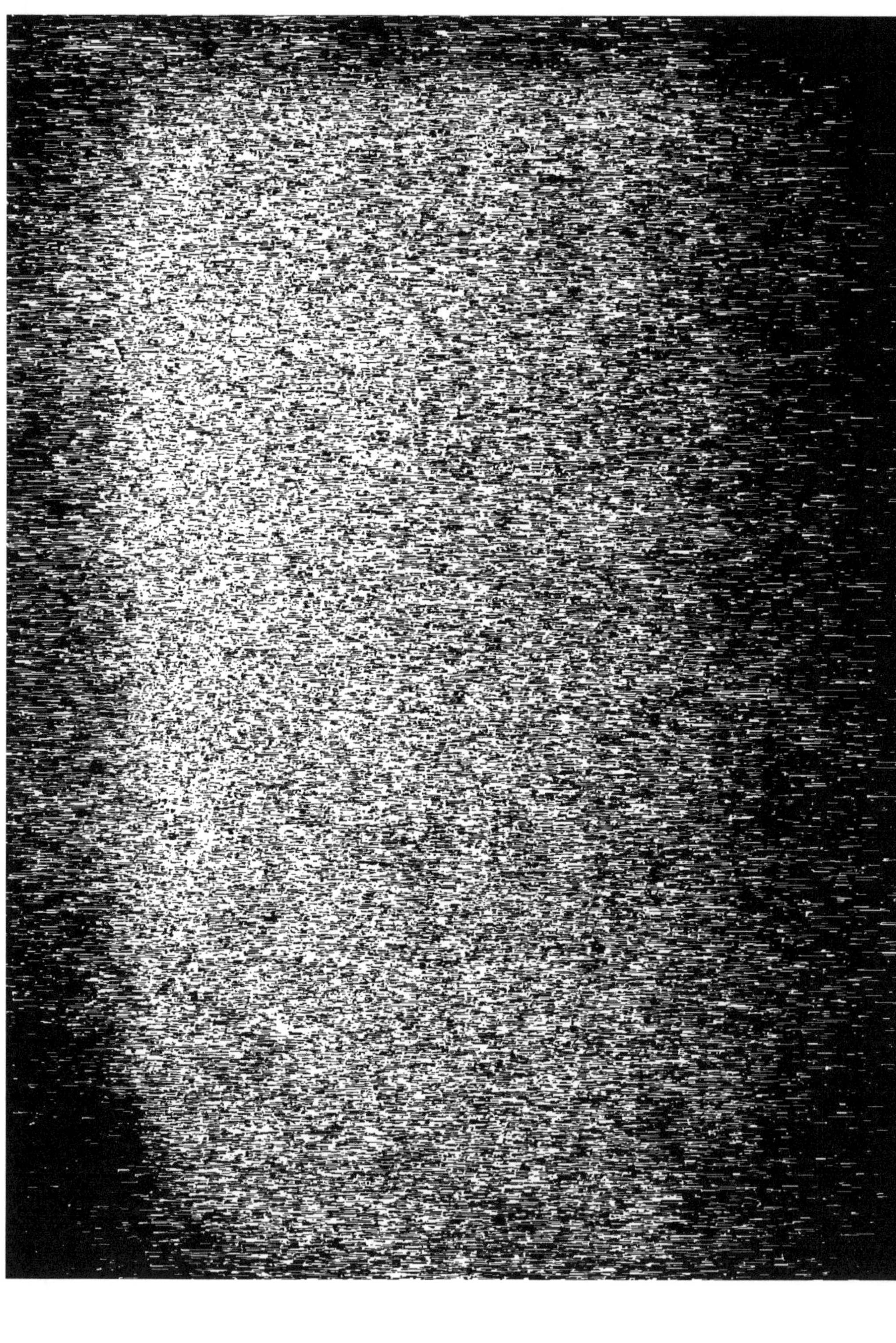

www.ingramcontent.com/pod-product-compliance
Ingram Content Group UK Ltd.
Pitfield, Milton Keynes, MK11 3LW, UK
UKHW020343250726
13967UKWH00005B/2094